LA VÉRITÉ
SUR LA RAGE

NATURE DU VIRUS — SON ORIGINE
SON DÉVELOPPEMENT, SON ACTION SUR LES ORGANES

MÉDICATION

DÉCOUVERTE CHIMICO-MÉDICALE

des plus importantes de notre époque

PAR

A. DEVILLEBICHOT

PHARMACIEN-CHIMISTE

Médaille d'honneur de l'Académie Nationale de Paris.

PRIX : 30 CENTIMES

PARIS

TYPOGRAPHIE N. BLANPAIN

7, RUE JEANNE, 7

1878

DE LA RAGE

SON ORIGINE. — SON DÉVELOPPEMENT
SON ACTION SUR LES ORGANES

Le virus de la rage est-il un poison ?

Si c'était un poison, son action se manifesterait rapidement, comme celle de tous les poisons azotés; tandis qu'elle ne se fait sentir généralement que cinq ou six semaines après l'introduction de ce virus dans l'organisme.

On ne peut pas dire non plus qu'il y ait accumulation d'une substance toxique, puisque la quantité absorbée est souvent atomique, et n'est absorbée qu'une seule fois; et cependant il y a accumulation d'un autre genre.

L'introduction du virus de la rage dans le sang, a toujours lieu sans formation de pus, et la plaie cicatrise même très-vite. Après son absorption, le sang ne se coagule pas, reste rouge artériel, et le blessé n'éprouve aucun malaise, ni fatigue, ni nausées, ni sueurs, ni fièvre, comme cela arrive toujours à la suite de l'absorption d'une substance toxique quelconque.

De plus, à la suite d'expériences faites par des hommes très-compétents dans la matière, il a été prouvé que la surface sous-dermale ainsi que les membres ne renfermaient pas trace de virus rabique : ce qui prouve une fois de plus que la rage n'est pas la conséquence d'un empoisonnement, comme on le croit généralement, empoisonnement inné chez l'animal, inoculé chez l'homme.

Quelle est donc la nature du virus qui engendre la rage ou hydrophobie?

En élaborant un travail scientifique médical dont nous sommes l'auteur, travail de la plus grande importance ayant pour objet « *l'État Chimique et Physiologique du corps humain dans les maladies* », nous avons découvert la nature du virus de la rage, son origine et son développement.

Les éléments de la rage existent dans l'organisme de tous les animaux de la race canine (chien, renard, loup) tout comme les éléments du ferment *Mycoderma*, qui transforme le vin en vinaigre, existent dans le vin (1).

Sous certaines influences physiologiques

(1) Aussi nous ne comprenons pas l'imprudence de certains médecins qui ont proposé de nourrir les enfants faibles avec le lait de chienne. Si les éléments de la rage existent dans

dont les principales sont : la faim, la fatigue, la frayeur, la chaleur, les mauvais traitements, l'isolement, et surtout la furia amorosa......... ces éléments donnent naissance à des animalcules infiniment petits qui constituent un véritable ferment.

En effet, le virus de la rage est un ferment azoté, animalisé, vivant, non purulent, ni putréfiant (1).

Développement du virus rabique, son action sur l'économie.

La quantité d'animalcules développés d'abord est insuffisante pour influencer l'animal d'une manière notable ; c'est pourquoi il n'offre aucun signe extérieur anormal pendant plusieurs semaines. Mais, durant cette période, le virus rabique, à la manière de tous les ferments, se propage dans l'organisme grâce à l'absorption de l'oxygène de l'air par le sang, et les animal-

le sang, ils se rencontrent bien certainement dans le lait, qui est toujours l'expression des principes bons ou mauvais renfermés dans le sang.

Lorsqu'on veut enrichir les systèmes osseux et cérébral des enfants, on leur fait prendre un sirop à base de phosphate monocalcique, et l'on obtient d'excellents résultats sans courir le risque de doter l'homme d'un des fléaux les plus terribles qui frappent l'humanité.

(I) Le croup, la variole, la syphilis, sont dus à des ferments purulents.

Le choléra et le typhus ont des ferments putréfiants.

cules qui le composent, établissent leur siége dans les organes, et principalement dans les poumons, à la glotte et sous la langue, où ils reçoivent directement l'air du dehors, ainsi que dans le cerveau et ses dépendances, qui reçoivent les éléments azoto-phosphorés au moyen desquels ces animalcules trouvent une existence facile et éminemment favorable à leur développement.

Une fois les organes envahis, les accidents commencent :

L'animal a l'air inquiet, triste, maladif; il refuse toute nourriture, toute boisson; il marche lentement, la queue et la tête basses, la langue pendante, le poil en désordre, l'œil morne et brillant; il se retire à la vue de son maître et fuit toutes les personnes qu'il affectionnait, il semble avoir conscience du mal qu'il peut leur communiquer.

Mais bientôt une sorte d'étranglement le saisit à la gorge, lui fait pousser des hurlements rauques, provoque une toux embarrassée, spasmodique, et des plaintes continuelles accompagnées de frissons et de mouvements convulsifs.

Ces accidents sont dus à l'installation de quantités énormes d'animalcules ferments sur la langue, la glotte et dans l'appareil pulmonaire dont ils absorbent les sécrétions des muqueuses, et amènent une sécheresse d'où ressort une vive constriction (1).

D'autre part, leur action sur le cerveau et les nerfs qu'ils surexcitent à l'excès par leurs mouvements continuels, ne tarde pas à provoquer des accidents tétaniques intenses, qui se traduisent par des convulsions horribles, accompagnées de douleurs atroces au cerveau, à la poitrine, à la gorge et dans tous les membres, ainsi que l'évacuation sous forme d'écume, des sucs digesteurs renfermés dans les glandes de l'estomac et dans les glandes maxillaires.

Les animalcules rabiques s'échappent en même temps que ces liquides dans lesquels ils sont suspendus en quantités considérables.

Ces convulsions se répètent ainsi en quelques heures, jusqu'à ce que la mort survienne dans une de ces crises (2).

(1) C'est à ce moment qu'il faut se défaire de l'animal, car bientôt il ne se possède plus ; il se précipite sur la première personne, sur le premier animal qu'il rencontre, il le mord avec fureur et rapidité, le lâche pour se jeter sur tout autre qui peut se trouver sur son passage, et il continue ainsi jusqu'à ce que les convulsions répétées le fassent périr.

(2) Des convulsions analogues se déclarent chez les enfants, qui ont des vers lorsque ces vers très-petits et abondants

Accidents chez l'homme.

Ce que nous venons de dire là, se passe exactement chez l'homme atteint de la rage par inoculation. C'est-à-dire que le virus pénétrant par la blessure dans la circulation, se conduit comme un ferment ; il se propage de proche en proche, et au bout de quelques semaines, il a envahi tous les organes principaux.

Il provoque exactement les accidents que nous venons de signaler, accidents d'autant plus affreux, qu'ils frappent un être intelligent et conscient de son mal, en présence de sa famille éplorée sans que l'on ait pu jusqu'ici lui porter aucun secours.

—

MÉDICATION

Avant la découverte que nous venons de faire, comme on ignorait complétement la nature du virus de la rage, et la manière dont il se comporte dans l'organisme, il n'a jamais été établi de médication pour cette terrible affection. Il a été proposé, malgré cela, une foule de

portent leur action sur les nerfs de l'estomac ou sur le cerveau ; la mort survient dans la plupart des cas.

spécifiques, qui n'ont jamais donné de résultats sérieux; cela se comprend puisque l'on ignorait la nature du mal que l'on avait à combattre : mais ce point étant connu, il sera facile à tout médecin habile d'établir une médication curative certaine; et nous-même, inspiré profondément de notre sujet, nous en avons créé une que nous croyons devoir donner de très-bons résultats.

Nous dirons tout d'abord que ce n'est pas lorsque les premiers symptômes apparaissent que l'on doit espérer sauver les jours du sujet atteint; il est presque déjà trop tard, car les organes sont envahis par le ferment homicide.

Cependant on doit faire tout ce qu'il faut pour dériver le mal et adoucir les crises, et quelquefois la nature aidant, on peut encore sauver le malade.

Mais c'est immédiatement après la morsure qu'il faut s'opposer de tout son pouvoir :

1° A l'absorption ou inoculation.

2° A la diffusion ou reproduction du ferment animé dans le sang et l'organisme.

Pour y parvenir, on doit employer une médication externe et interne.

Médication externe

1° Aussitôt après la morsure, laver la plaie rapidement, la presser pour faire sortir le sang et le virus et y appliquer un tampon de charpie imbibée d'alcali volatil concentré. Eviter de sucer la plaie, car le ferment peut se loger sous la langue ou à la gorge, et se développer tout comme par l'inoculation.

2° Inspecter de nouveau la plaie sans plus attendre, la débrider au bistouri si la blessure est profonde et tortueuse ; la faire saigner le plus possible, y appliquer de nouveau l'alcali, puis la cautériser une dernière fois à l'aide d'une tige de fer mince rougie à blanc, assez profondément pour agir un peu au-delà de la surface de la blessure.

3° Si la cautérisation n'a pas été faite de suite, on ouvrira la blessure, on la fera saigner, puis on y appliquera un petit tampon d'acide phénique liquide, que l'on gardera le plus longtemps possible.

Médication interne

Aussitôt après la cautérisation, on devra soumettre le malade à une médication interne ayant pour but de frapper d'intoxication dans l'organisme même, les animalcules ferments qui tendent à s'y développer.

1° On lui fera prendre chaque jour, dans la matinée, 1 à 3 granules d'arséniate d'ammoniaque (pas d'autre) à 1 milligramme, et dans l'après-midi, 1 à 3 granules d'arséniate de strychnine à 1 milligramme aussi. On pourra augmenter la dose de ces granules et la diminuer tour à tour en observant la tolérance. Continuer ainsi pendant 3 mois au moins, et y revenir chaque année, à la même époque, pendant une période de 3 mois également.

2° Lui faire prendre chaque jour cinq pilules de camphre de dix centigrammes, dont une toutes les deux heures, au moment où il ne prend pas les granules arsénicaux. Priser et aspirer le camphre.

3° Provoquer deux fois par semaine une forte transpiration au moyen de l'infusé de Jaborandi, 8 grammes pour 1/4 de litre d'eau bouillante édulcorée avec 60 grammes de sirop de sureau, et prise très-chaude le soir en se couchant.

4° Purger chaque semaine avec la scammonée d'Alep, à la dose de 60 centigrammes additionnée de 1/3 à 1/2 centigramme d'Elatérine prise avec une bonne jatte de lait tiède bouilli, dès le matin à jeun.

La moitié dose suffira pour les enfants.

5° Enfin faire prendre en boissons journalières et aux repas, l'eau de goudron additionnée de 10 gouttes d'acide phénique et de 2 grammes de nitrate de potasse par litre.

Médication à appliquer au moment où les premiers symptômes se déclarent.

Malgré les difficultés qu'il peut y avoir à sauver le malade, on doit, dès que le sujet présentera les symptômes précités, c'est-à-dire : le refus de la nourriture, la tristesse, l'abattement, le désir de l'isolement, des idées sombres, une agitation anormale, etc., appliquer une médication énergique pour chercher à détruire l'action du ferment parasite.

1° Le sulfate de cuivre d'abord, à la dose de 10 à 15 centigrammes dans 150 grammes d'eau distillée, à prendre par cuillerée à soupe toutes les cinq minutes jusqu'à effet vomitif, débarrassera l'estomac, la gorge et la langue des animalcules qui y sont appliqués (1).

(1) CROUP. Cette même potion, employée de la même manière, est le seul spécifique capable d'empêcher la formation

2° L'arséniate d'ammoniaque, et l'arséniate de strychnine à la dose de 3 à 4 granules de 1 milligramme de chaque par jour, agiront sur ceux répandus dans l'économie.

3° Administrer chaque jour 20 pilules de camphre à 10 centigrammes chaque, dont 2 toutes les heures comme anti-parasitaire et anti-spasmodique.

4° Enfin les sudorifiques au Jaborandi, le purgatif à la scammonée et élatérine devront être employés tous les 2 jours, ainsi que les diurétiques, pour ébranler fortement le corps, et débarrasser, par des fonctions exceptionnelles, la circulation des animalcules frappés d'intoxication.

Eau de goudron phéniquée et nitrée en boissons journalières.

Le médecin emploiera en outre, les remèdes d'autre nature, exigés par les circonstances.

Nous pensons aussi que l'introduction directe des anti-parasitaires dans la circulation, par injection sous-dermale, donnerait de très-bons résultats.

du mucus membraniforme qui amène l'asphyxie, en détruisant les animalcules ferments putrides qui les provoquent. Par son emploi dès que la toux caractéristique se déclare, jamais de mort à redouter.

Dans tous les cas, lorsqu'une personne est mordue sans motif par un chien qu'elle connaît ou ne connaît pas, ou divaguant sur la voie publique ; que ce chien soit, ou ne soit pas atteint de la rage ; cette personne devra immédiatement prendre les précautions que nous venons d'indiquer.

Il ne faut pas se frapper, exalter l'accident survenu, mais aussi rien n'est plus à craindre que de s'endormir dans une sécurité trompeuse. N'écoutez jamais les gens qui prétendent que la rage est la conséquence de la peur, et que les médecins ont observé que sur 25 personnes mordues une seule succombait ; sans s'arrêter à de semblables déclarations, on doit s'arranger de manière à n'avoir rien à redouter, par les soins seuls que l'on aura pris pour faire avorter le mal. Employez donc sans retard notre médication qui, tout en ayant une action incontestable, est peu coûteuse et d'une application des plus simples.

Plusieurs autres préparations anti-parasitaires, telles que les solutions de Fowler, de Pearson, de Devergie, de Donovan, etc., le calomel à dose altérante, le sublimé, etc., peuvent remplir le même but que celles que nous conseillons, mais l'arséniate d'ammoniaque, comme plus diaphorétique que les autres préparations, nous semble préférable, et de plus la forme de granules satisfait mieux le blessé, qui, ne se sentant nullement malade, est toujours enclin à négliger de prendre même ce qui peut lui sauver la vie.

Après ces observations, si justes, chacun comprendra l'importance d'avoir constamment notre petite brochure chez soi ; et c'est pour qu'elle puisse entrer partout, même chez les plus pauvres que nous l'avons mise à la somme minime de 30 centimes, nous contentant de rentrer dans nos frais d'impression et de publicité ; notre plus grande récompense devant consister dans les services que notre découverte ne manquera pas de rendre aux populations du monde entier.

A. DEVILLEBICHOT

Pharmacien chimiste.

BRULURES — INCENDIES

L'alun ordinaire qui coûte si peu de chose chez les droguistes, possède des propriétés généralement ignorées, et nous pensons rendre service aux populations en leur faisant connaître les deux suivantes qui sont bien remarquables.

L'eau d'alun, obtenue en faisant dissoudre 200 grammes d'alun dans un litre d'eau, appliquée sur une brûlure récente, arrête instantanément la douleur, empêche le développement de la brûlure et la guérit en quelques jours.

Cette même eau d'alun, projetée sur des objets enflammés, les éteint à l'instant et sert à arrêter un commencement d'incendie même des plus intenses.

Nous ne saurions trop engager les directeurs d'ateliers et d'usines d'avoir constamment prêt un tonneau d'eau d'alun pour servir au plus tôt dans les circonstances que nous venons d'indiquer.

A. DEVILLEBICHOT
Pharmacien chimiste.

Paris. — Typ. N. Blanpain, 7, rue Jeanne.

www.ingramcontent.com/pod-product-compliance
Ingram Content Group UK Ltd.
Pitfield, Milton Keynes, MK11 3LW, UK
UKHW031057260726
13965UKWH00006B/2195

9 782013 464277